AF266516

CONTRIBUTION A L'ÉTUDE

DES

MYOPATHIES PSEUDO-HYPERTROPHIQUES

D'ORIGINE NEUROTIQUE

PAR

Le Dr ANNEQUIN

Médecin-major de 1re classe à l'hôpital militaire des Colinettes.

Note présentée à la Société des Sciences médicales.

LYON

ASSOCIATION TYPOGRAPHIQUE

F. PLAN, RUE DE LA BARRE, 12.

1890

CONTRIBUTION A L'ÉTUDE

DES

MYOPATHIES PSEUDO-HYPERTROPHIQUES

D'ORIGINE NEUROTIQUE

La pseudo-hypertrophie musculaire est caractérisée cliniquement par deux symptômes essentiellement disparates qui sont l'augmentation de volume du muscle et la diminution de sa force motrice. Au point de vue anatomo-pathologique c'est une scléro-lipomatose interstitielle avec atrophie des fibrilles musculaires.

Duchenne (de Boulogne), à qui revient l'honneur d'avoir établi l'individualité clinique de cette myopathie bizarre, en avait fait une entité morbide spéciale à l'enfance et dans le développement de laquelle l'hérédité lui semblait jouer un certain rôle. Les travaux modernes ont mis hors de doute l'origine familiale de la pseudo-hypertrophie musculaire de Duchenne, mais ils n'ont pas confirmé ses vues au sujet de l'individualité nosologique. Ils ont établi que la pseudo-hypertrophie n'est qu'un syndrome clinique qui se rencontre parallèlement à l'atrophie dans certaines myopathies familiales protopathiques progressives (types Leyden-Mœbius et Erb). Elle ne serait même, à proprement parler qu'une phase transitoire du processus atrophique, l'atrophie envahissant tôt ou tard les groupes musculaires atteints primitivement de pseudo-hypertrophie (Voir Raymond, *Maladies du système nerveux et atrophies musculaires*, 1889). On observe aussi la pseudo-hypertrophie dans certains cas de maladie de Thomsen, affection de nature également familiale (*Leçons de Charcot*, 1888). Mais on ne la rencontre, pour ainsi dire jamais dans les dystrophies accidentelles circonscrites, ni dans celles qui sont consécutives aux lésions des centres nerveux ou des nerfs périphériques. Nous croyons donc intéressant de publier, avec quelques détails, l'observation d'une névrite grave du nerf sciatique gauche, pendant laquelle tous les muscles du domaine de ce nerf ont été atteints d'hypermégalie douloureuse et de parésie.

E..., soldat au xe d'infanterie (classe 1887), entre à l'hôpital militaire des Colinettes le 28 septembre 1889 pour sciatique gauche. C'est un homme de constitution moyenne ayant de la tendance à l'adipose depuis l'âge de 17 ans. Il mesure 1 m. 60 de taille, et 0 m. 95 de circonférence thoracique. Son poids est de 70 kil. Ses antécédents héréditaires et familiaux sont les suivants : père variqueux, mère et deux frères bien portants : un frère perclus de rhumatisme ; grands parents, oncles et tantes indemnes de maladies rhumatismales et nerveuses. Les antécédents pathologiques personnels antérieurs à l'incorporation sont bons. Le 14 avril 1889, E... est entré à l'hôpital pour un rhumatisme polyarticulaire aigu qui a rapidement disparu aux membres supérieurs, mais qui a persisté assez longtemps aux deux genoux. Il est parti en convalescence le 24 mai. C'est quinze jours après que son affection actuelle a débuté, sans cause connue, avec les symptômes d'une sciatique gauche excessivement violente (douleur continue spontanée dans tout le trajet du sciatique, plus marquée dans les points classiques, élancements toutes les 5 à 6 minutes, exacerbation régulière quotidienne vers 11 heures du soir pendant une heure environ, marche impossible, flexion de la cuisse très limitée et très douloureuse). L'affection a atteint son maximum au bout de 35 jours, c'est-à-dire vers le 15 juillet. Elle a été traitée sans résultat par les vésicatoires. Le membre n'a jamais été œdématié. Le malade a remarqué qu'il a augmenté insensiblement et progressivement de volume trois semaines environ après le début des douleurs. Il dit avoir eu de la fièvre, mais la température n'a pas été prise.

E... est revenu au régiment le 24 septembre et a été de suite envoyé à l'hôpital, où on lui a institué un traitement comprenant 0,60 de quinine par jour, des ventouses, un liniment calmant, l'enveloppement ouaté, le repos et plus tard quelques bains.

Le 3 novembre, jour où nous prenons le service, le membre inférieur gauche présente les symptômes suivants :

A. Circonférence de la cuisse à 20 cent. au-dessous de l'épine iliaque antéro-supérieure : gauche, 56 cent. 2 ; droite, 54.

B. Circonférence des mollets à 24 cent. au-dessus de la pointe de la malléole interne : gauche, 37 c. 3 ; droit, 34 c. 8.

C. Circonférence du pied immédiatement en arrière de la base du cinquième métatarsien : gauche, 25 c. ; droite, 24.

D. Circonférence de la hanche en suivant le pli de l'aine et le milieu de la fesse : gauche, 70 c. 5 ; droite, 69 c.

Cette augmentation de volume se reconnaît aisément à la simple inspection, surtout au niveau des mollets, dont le relief est bien accusé à gauche. La longueur des membres et des pieds est identique à droite et à gauche.

Les violentes douleurs du début se sont amendées. Cependant il existe encore une douleur spontanée continue sur tout le trajet du sciatique, douleur qui s'exaspère par la pression. Certains points d'émergence des branches du sciatique sont plus particulièrement douloureux (sacro-iliaque, sacro-lombaire, trochantérien, poplité, péronier, malléolaire externe). Les élancements ont à peu près disparu. Vers onze heures du soir, il survient encore, durant une heure environ, une exacerbation quotidienne. La pression exercée à travers l'abdomen sur les racines antérieures du plexus sacré détermine une douleur très vive. Partout ailleurs le ventre est indolore. La pression des divers muscles innervés par le sciatique est douloureuse, surtout au mollet. Elle ne l'est pas sur ceux qui sont innervés par le crural et l'obturateur. La sensibilité des apophyses épineuses ne présente rien de spécial. Le signe de Lasègue (douleur vive dans la flexion de la cuisse la jambe étant étendue) est manifeste. Il en est de même du signe de Bonnet (adduction beaucoup plus douloureuse que l'abduction). Le signe de Bondet (abaissement du pli fessier) est moins net.

Le membre tout entier, hanche comprise, présente de l'analgésie et de l'anesthésie cutanée thermique, faradique et tactile, sauf dans une zone étroite, comprenant sa face interne, celle du pied et une partie de la région antérieure de la cuisse. Cette anesthésie est complète dans certains points, où l'on peut traverser la peau de part en part avec une épingle sans que le malade s'en aperçoive. Elle est un peu moins prononcée dans certains autres. Le malade accuse une sensation de froid et d'engourdissement sans fourmillements. Le réflexe rotulien n'est pas modifié. Ceux du tendon d'Achille et des extenseurs des orteils semblent légèrement augmentés. Les divers sphincters fonctionnent normalement. La percussion des mollets sur des points symétriques est sentie plutôt à droite qu'à gauche, où le retard est de près de deux secondes. Le sens musculaire n'est pas modifié, en ce qui concerne la direction des mouvements, mais le malade ne peut pas régler leur étendue d'une façon aussi précise à gauche qu'à droite, lorsque ses yeux sont fermés. Les sens spéciaux, les muqueuses et les téguments du reste du corps ne présentent rien à noter.

La force motrice des divers groupes musculaires des membres inférieurs a été évaluée au moyen d'un dynamomètre maintenu solidement sur un plan fixe. Les résultats obtenus ont été les suivants :

A. Pression de tout le membre par l'intermédiaire du talon, les épaules étant maintenues : gauche, 20 kil. ; droite, 50 k.

B. Extension du pied sur la jambe : gauche, 4 kilog. ; droite, 10 kil.

C. Flexion du pied : gauche, 2 kil. ; droite, 7 kil.

D. Extension de la jambe : gauche, 16 kil. ; droite, 20 kil.

E. Flexion de la jambe : gauche, 10 kil. ; droite, 20 kil.

F. Flexion de la cuisse sur le bassin : gauche, 20 kil. (douloureuse) ; droite, 26 kil.

G. Extension de la cuisse en arrière : gauche, 11 kil. ; droite, 26 kil.

H. Adduction de la cuisse : gauche, 10 kil. (douloureuse) ; droite, 12 kil.

I. Abduction de la cuisse : gauche : 5 kil. ; droite, 10 kil.

J. Pression des mains : gauche, 70 kil. ; droite, 68 kil.

Ces chiffres prouvent que la force motrice est amoindrie à gauche dans tous les groupes musculaires, même dans ceux des adducteurs et des fléchisseurs de la cuisse sur le bassin, bien qu'ils ne dépendent pas du sciatique. Mais il faut remarquer que la parésie des derniers est peu appréciable et qu'elle peut être mise sur le compte de la douleur que leur contraction détermine, par suite de la distension du tronc sciatique. La parésie motrice s'accuse non seulement

par la diminution de force, mais aussi par une fatigue rapide. La marche est douloureuse ; après quelques pas la
douleur diminue, mais elle reparaît bientôt, et, si le malade
continue, il survient des crampes et des tremblements. Ces
crampes et ces tremblements se présentent également après
l'emploi des courants faradiques un peu forts. Il n'y a pas
de tremblements spontanés. Le malade éprouve une ou
deux fois par jour, même au repos, des crampes qui du-
rent dix minutes environ. Il n'existe ni contracture, ni rétraction, ni trépidation épileptoïde ; ni mouvements ryth-
miques, ni ataxie. L'attitude du pied et des orteils est normale. Pendant la marche le membre inférieur gauche se
place dans l'abduction et reste toujours en arrière du droit.
Le malade évite de s'appuyer sur lui. Il ne peut rester assis
sur son séant les jambes étendues sur la cuisse.

Tous les muscles innervés par le sciatique sont manifestement augmentés de volume. Ils donnent à la palpation une
sensation anormale de résistance. On trouve sur certains
points de véritables indurations. Ainsi le tiers inférieur du
mollet présente une masse dure et douloureuse, à contours
mal définis. Il n'existe ni thrombose, ni varices, ni œdème,
ni lymphangite. Les battements des fémorales et des pé-
dieuses sont identiques à droite et à gauche. Rien à noter du
côté des poils, des ongles, ni des articulations. La peau de-
vient cyanosée, lorsque le malade est debout depuis un
instant. La sueur est à peu près supprimée à gauche. Il
existe un certain degré d'adipose sous-cutanée, surtout à la
cuisse, ainsi que l'indiquent les mensurations suivantes,
qui se rapportent à des plis cutanés de même hauteur :

Fesse : gauche, 4 cent. 4 ; droite, 4 cent. Région antérieure de la cuisse : gauche, 1 cent. 8 ; droite, 1 cent. 6 ; région interne : gauche, 1 cent. 4 ; droite, 1 cent. 3 ; région
postérieure : gauche, 4 ; droite, 3 cent. 4 ; région externe :
gauche, 3 cent. ; droite, 2 cent. 6. A la jambe et au pied, la
différence entre les deux membres est insignifiante.

Mollets en arrière : gauche, 1 cent. 4 ; droit, 1 cent. 3 ; en
dedans : gauche, 1 cent. 1 ; droit, 1 cent. ; en dehors : gauche, 1 cent. 2 ; droit, 1 cent. 1 ; dos du pied : gauche, 0 c. 6 ;
droit, 0 cent. 6.

La température locale a été prise avec des thermomètres

maximas bien concordants, placés dans des points symétriques, maintenus avec le même nombre de tours de bande pendant dix minutes, les membres ayant été découverts en même temps. Elle est plus basse à gauche ; cuisse en arrière : gauche, 31°,5 ; droite, 32°,6 ; mollets en dehors : gauche, 31° ; droit, 32°,2 ; mollets en dedans : gauche, 32°,4 ; droit, 32°,6 ; plante du pied, 28°,3 ; droit, 29°,6.

La sensibilité faradique et galvanique est à peine appréciable à gauche, même avec de fort courants. La contractilité faradique est manifestement diminuée sur les divers muscles innervés par le sciatique. Notre appareil à courants continus nous ayant manqué pour cause de réparations, nous nous sommes adressés à M. le professeur Teissier pour l'étude de la réaction de dégénérescence. Voici le résultat de l'examen qu'il a bien voulu pratiquer le 4 décembre à l'Hôtel-Dieu.

1° Examen faradique avec l'appareil à chariot de Dubois-Reymond :

Membre droit.		*Membre gauche.*	
Péroniers latéraux....	8 1/2	Péroniers latéraux....	7
Jambier postérieur....	8	Jambier postérieur....	7 1/2
Couturiers..........	9 1/2	Couturiers..........	9 1/2

2° Examen galvanique avec l'appareil de Gaiffe, les chiffres indiquant le nombre d'éléments nécessaires pour obtenir la contraction minima :

	Membre droit.			*Membre gauche.*	
NFG	Péroniers latéraux..	26	NFC	Péroniers latéraux..	20
	Jambier postérieur..	14		Jambier postérieur..	12
PFC	Péroniers latéraux..	32	PFC	Péroniers latéraux..	16
	Jambier postérieur..	16		Jambier postérieur.	10

Ces chiffres prouvent : 1° que l'excitabilité faradique a diminué à gauche sur les péroniers latéraux et le jambier postérieur, qui dépendent du sciatique, et qu'elle est restée normale pour le couturier, qui est innervé par le crural ; 2° que l'excitabilité galvanique est augmentée à gauche ; 3° que contrairement à ce qui se passe à l'état normal, les contractions minimas de fermeture du pôle positif s'obtiennent à gauche avec moins d'éléments que celles du pôle négatif. Les muscles de la sphère du sciatique gauche présentent donc les principaux caractères de la réaction de dégénérescence. On peut ajouter que leurs contractions sont lentes à se produire et que leur excitabilité galvanique est un peu augmentée, lorsqu'on vient de les soumettre à un courant de sens contraire.

Rien du côté des facultés intellectuelles. Le sommeil est passable à l'aide du chloral, du bromure ou de l'antipyrine. Cependant le malade est réveillé chaque soir vers les 11 heures. Appétit satisfaisant. Miction et défécations normales. Pouls à 72. Ni sucre ni albumine dans les urines. Squelette normal. Pas de symptômes de tumeur abdominale ou vertébrale pouvant agir sur le plexus sacré.

Du 3 novembre au 6 décembre 1889, le traitement prescrit a été le suivant : sudation locale, potion au chloral, iodure de potassium, courtes séances de faradisation, deux bains sulfureux par semaine. Pendant toute cette période une amélioration lente et progressive s'est manifestée (marche plus facile, augmentation de la force motrice et de l'excitabilité faradique, diminution de la douleur et des crampes, sans modification au point de vue de l'anesthésie et de l'hypertrophie musculaire). Le 6 décembre les douleurs se sont réveillées pendant quelques jôurs à la suite d'une marche un peu fatigante, mais l'antipyrine, les pulvérisations d'éther et le repos absolu ont triomphé rapidement de cette petite rechute dont il ne restait plus de traces vers le 15 décembre. Dix jours après, E... a été atteint par la grippe. Cette affection s'est manifestée brusquement par une température de 39°,5 à 40°, qui a persisté pendant quatre jours, avec céphalalgie, prostration extrême, embarras gastro-intestinal et bronchite. Les symptômes de névrite se sont aussitôt réveillés et se sont compliqués d'une rachialgie dorso-lombaire très douloureuse. Bientôt après sont apparues des trépidations épileptoïdes qui survenaient dans le membre inférieur gauche, dès que l'on fléchissait le pied sur la jambe, et parfois même à chaque attouchement des orteils. Peu après le malade s'est plaint d'une diminution notable dans la force motrice du membre inférieur droit. Nous avons eu immédiatement recours à l'antipyrine, aux pointes de feu plusieurs fois répétées et aux injections de morphine. Peu à peu les douleurs se sont amendées, les douleurs ont diminué d'intensité et la parésie du membre inférieur droit a presque complètement disparu.

L'état actuel du malade est le suivant : l'hypertrophie du membre inférieur gauche a légèrement diminué ; cependant on trouve encore près de deux centimètres de différence en sa faveur au niveau des mollets et du milieu de la cuisse. A la fesse et au pied, la différence est peu marquée. L'induration des muscles est moins appréciable. Leur palpation est peu douloureuse, sauf au niveau du mollet. La force motrice des divers groupes musculaires a été mesurée au dynamomètre le 7 janvier et le 15 février 1890. Nous nous contenterons de dire que le 7 janvier les chiffres étaient moitié moins élevés pour les deux côtés que ceux obtenus le 3 novembre 1889.

Le 15 février, ils leur étaient à peine inférieurs, sauf en ce qui concerne la flexion du pied gauche sur la jambe, ce mouvement déterminant des trépidations épileptoïdes qui neutralisaient complètement la force motrice. La marche est relativement facile, pourvu que le malade ne s'appuye pas sur l'avant-pied gauche. Il peut rester levé près de quatre heures par jour. Il ne souffre pas lorsqu'il est couché, sauf vers onze heures du soir, moment où il est réveillé par l'exacerbation périodique, qui se produit quotidiennement depuis le début de la maladie. Ce symptôme bizarre s'est bien amendé, mais rien n'a pu le faire complètement disparaître (quinine, antipyrine, chloral.....). La pression est encore douloureuse sur le trajet du tronc sciatique et surtout au niveau des racines antérieures du plexus sacré. La pression est également douloureuse sur les deux dernières apophyses épineuses dorsales et sur la première lombaire. L'anesthésie, l'analgésie et le retard des sensations sont toujours très appréciables. Il n'est pas survenu de nouveaux troubles vaso-moteurs ou trophiques. L'état du malade serait donc satisfaisant, si la persistance des trépidations épileptoïdes et celle d'un point limité de rachialgie n'éveillaient pas des craintes légitimes. Le traitement actuel consiste dans l'antipyrine, l'iodure, la sudation locale et les courants continus descendants appliqués chaque jour pendant dix minutes avec 18 ou 20 éléments de Gaiffe, ce qui correspond à peu près à autant de milli-ampères.

Il ressort de ce qui précède : 1º que, pendant la convalescence d'un rhumatisme articulaire, E... a été atteint d'une névrite grave du nerf sciatique gauche, caractérisée par des troubles très manifestes de la sensibilité, de la motilité et de la nutrition et spécialement par une pseudo-hypertrophie musculaire exactement limitée à la sphère du nerf malade ; 2º que des complications médullaires sont survenues ultérieurement pendant une atteinte de grippe. Certains de ces symptômes méritent une attention spéciale.

Les troubles de la sensibilité sont à peu près ceux que l'on observe à la suite des névrites sciatiques graves (signe de Lasègue et de Bonnet, douleur continue et paroxystique tout le long du cordon nerveux et sur les points d'émergence des principaux rameaux avec exagération très manifeste par la pression, par les mouvements et par la marche, sensation d'engourdissement et de froid avec analgésie et anesthésie tactile, thermique et faradique des téguments. Toutefois on relève certaines particularités assez rares : ainsi la palpation des muscles innervés par le sciatique est douloureuse ; la pression exercée à travers l'abdomen sur les racines antérieures du plexus sacré détermine une douleur vive, alors que partout ailleurs l'abdomen est indolore ; il y a retard de près de deux secondes dans la perception des sensations ; le sens musculaire est légèrement diminué ; la sensibilité réflexe est exagérée ; enfin chaque soir il survient une exacerbation qui a la régularité d'un accès palustre quotidien.

Au point de vue de la motilité, nous trouvons, comme dans les névrites sciatiques communes, la diminution de la force motrice des divers muscles, la fatigue rapide et une attitude spéciale au repos et pendant la marche. Mais nous avons en plus les crampes spontanées, et celles déterminées par les efforts prolongés et après l'emploi d'un courant faradique trop intense. De plus, il est survenu depuis le 26 décembre 1889 des trépidations épileptoïdes dans le membre malade et une parésie temporaire du membre inférieur droit sans atrophie.

La plupart des troubles trophiques et vaso-moteurs du membre malade se rencontrent dans les névrites sciatiques vulgaires (cyanose des téguments, suppression de la sueur, abaissement de la température, adipose sous-cutanée). Mais il en est un, qui leur est absolument étranger et qui donne à l'affection de E... un caractère d'individualité tout spécial, c'est l'hypermégalie douloureuse, que l'on observe dans tous les segments du membre. A la fesse et sur les faces externes et postérieures de la cuisse, cette hypermégalie peut être partiellement mise sur le compte de l'adipose sous-cutanée, que l'on y observe. Mais il n'en est pas de même à la jambe et au pied, où l'adipose n'est pas appréciable. On ne peut pas davantage la rapporter à une inflammation chronique des téguments ou du tissu cellulaire sous-cutané. D'autre part, on n'observe ni varices, ni lymphangite, ni œdème, ni modification appréciable du volume ou des pulsations des artères. Les os ont leurs dimensions normales. On est donc obligé par exclusion de rapporter aux muscles seuls l'augmentation totale du volume de la jambe et du pied, et partiellement celle de la cuisse et de la fesse. Leur hypermégalie se constate du reste directement par leur relief plus marqué et par les sensations fournies par la palpation.

Cette hypermégalie musculaire étant associée à la parésie, il y a lieu de la faire rentrer dans le groupe des pseudo-hypertrophies, mais sans attacher à ce terme la signification que lui donnait Duchenne, c'est-à-dire celle de lipomatose musculaire progressive. Chez notre malade le syndrome parésie et hypermégalie s'accompagne d'induration, de douleurs, de contractions idio-musculaires, de réaction de dégénérescence, d'analgésie, d'anesthésie, s'étendant à toute la sphère du sciatique gauche ; tous les muscles dépendant de ce nerf ont été pris à la fois et exclusivement : c'est en moins d'un mois que la parésie et l'hypermégalie sont devenues apparentes ; plus tard il est survenu de la trépidation épileptoïde, de l'irritation spinale dorso-lombaire et de la parésie transitoire dans le membre inférieur droit : il ne s'est pas présenté d'atrophie dans d'autres départements nerveux.

Ces caractères cliniques ne ressemblent évidemment en rien à ceux de la pseudo-hypertrophie des myopathies protopathiques, familiales, progressives de Leyden-Mœbius ou de Erb. Ils ressemblent encore moins aux pseudo-hypertro-

phies de la maladie de Thomsen, affection qui est essentiellement caractérisée par la contracture temporaire ou la ri-
gidité des muscles au début de tout effort volontaire, rigi-
dité non douloureuse, qui disparaît spontanément au bout
d'un temps très court. Il n'y a pas à songer à une manifes-
tation de l'acromégalie, car, Marie l'a démontré, cette affection se localise à peu près exclusivement aux mains, aux
pieds et à la face. Elle porte à la fois sur les téguments
et sur les parties molles, dont les diamètres transverses sont
tous accrus ; enfin elle ne s'accompagne pas de troubles de
la sensibilité.

A part les cas de pseudo-hypertrophie appartenant aux
myopathies progressives primitives, nous n'avons trouvé
qu'une seule observation d'hypermégalie musculaire circonscrite à un seul membre. C'est celle que Lesage a publié en
1888 dans la *Revue de médecine*. Elle se rapporte à une
myopathie hypertrophique du membre inférieur gauche,
consécutive à une fièvre typhoïde, compliquée de phlegmasia
temporaire du même membre. Cette dystrophie musculaire
fut attribuée par Vulpian à une polyartérite pariétale de la
poplité, de la pédieuse et des vaisseaux intermusculaires,
qui aurait déterminé une lipomatose intra-fasciculaire, sans
altération notable des fibrilles. De même que chez notre
malade, la lésion était circonscrite à un seul membre et
avait atteint d'emblée tous les muscles hypertrophiés. Par
contre, le malade de Lesage n'avait ni troubles de la sensibilité, ni crampes, ni parésie, ni réaction de dégénérescence,
ni induration musculaire, ni abaissement de la température
locale. Les muscles étaient mollasses. La température du
membre hypertrophié était de 2°,5 plus élevée que celle du
membre opposé. Enfin l'affection n'était pas circonscrite
exclusivement à la sphère du nerf sciatique.

En somme l'affection observée chez notre malade est des
plus rares. Malgré toutes nos recherches, nous n'avons pas
trouvé de cas de pseudo-hypertrophie exactement limitée au
domaine d'un tronc nerveux et succédant manifestement à
une névrite. Le Traité de neuropathologie de Grasset fait
bien mention (page 750) d'un cas d'hypertrophie musculaire
observé par Graves dans la sciatique ; mais il ne nous a pas
été possible de le retrouver dans les cliniques de cet auteur,

ou du moins dans l'édition que nous avons eue entre les mains. Quoi qu'il en soit l'atrophie musculaire est de règle dans toutes les névrites sciatiques. Ce fait a été vulgarisé et mis hors de doute par les travaux de Cotugno, de Valleix , de Lasègue, de Fernet, de Landouzy et de bien d'autres. Aussi, est-il de pratique courante de mesurer comparativement la circonférence de chacun des membres inférieurs, lorsqu'un malade vient consulter pour une sciatique ancienne. Le diagnostic de névrite sciatique est considéré comme fort improbable lorsque les chiffres des mensurations sont identiques aux deux membres sur des points symétriques.

L'atrophie musculaire n'est pas spéciale aux névrites sciatiques, ni même aux névrites en général : on la rencontre invariablement dans toutes les altérations centrales ou périphériques du système nerveux. Chaque fois que l'influx nerveux est supprimé ou altéré, les fibrilles musculaires subissent l'atrophie simple et parfois la dégénérescence. Ainsi l'atrophie musculaire s'observe constamment dans toutes les maladies qui relèvent de l'altération primitive des cellules ganglionnaires des cornes antérieures (paralysie spinale infantile, paralysie spinale aiguë des adultes, paralysie générale spinale aiguë de Landouzy et Déjerine, paralysie spinale subaiguë des adultes, forme chronique de Erb, atrophie musculaire progressive de Duchenne, paralysie spinale subaiguë diffuse de Duchenne). On observe également l'atrophie musculaire à la suite des myélites, dans lesquelles l'altération des cellules ganglionnaires des cornes antérieures est un symptôme constant, primitif ou secondaire (paralysie glosso-labio-laryngée, sclérose latérale amyotrophique de Charcot), et dans celles où cette altération est une complication plus ou moins fréquente (syringo-myélie, hystérie, tabes, myélites communes, scléroses en plaques, compression de la moelle). C'est encore l'atrophie que l'on observe dans les myopathies suites de lésions des zones cérébrales motrices, qu'elles s'accompagnent ou non de dégénérescence des cordons pyramidaux et des cellules ganglionnaires des cornes antérieures. Il en est de même des myopathies circonscrites primitives amenées par le traumatisme, la compression, la propagation inflammatoire, le défaut de fonctionnement, la lésion d'un tronc nerveux et dans celles qui succèdent aux polynévrites diffuses que l'on observe parfois chez les tuberculeux, les alcooliques, les saturnins, les rhumatisants, les dysentériques, les lépreux....

Les conditions dans lesquelles s'est développée la myopathie hypertrophique de notre malade, la façon dont elle a évolué et sa stricte limitation aux muscles de la sphère du sciatique gauche ne peuvent laisser de doute au sujet de son origine neurotique. Nous sommes évidemment en présence d'une hypermégalie musculaire avec parésie, induration, douleur à la pression et réaction de dégénérescence suite de névrite. Quelle est la raison pour laquelle ces symptômes insolites se sont présentés au lieu et place de l'atrophie musculaire indolente, que l'on observe constamment dans les lésions périphériques ou centrales du système nerveux ? Nous l'ignorons absolument, tout comme nous ignorons la pathogénie des paroxysmes douloureux, qui surviennent chaque soir vers 11 heures. Nous ne pouvons même pas invoquer la spécificité étiologique, le malade n'ayant été soumis à aucune cause apparente d'infection ou d'intoxication spéciale au moment où l'affection a débuté. Toutes les probabilités semblent être en faveur de l'étiologie rhumatismale, vu la date peu éloignée d'une atteinte de rhumatisme polyarticulaire. Quelle est la nature de la pseudo-hypertrophie observée sur les divers muscles innervés par le sciatique gauche. L'induration de ces muscles, la douleur déterminée par leur palpation et divers autres symptômes portent à croire qu'il s'agit d'une myosite subaiguë interstitielle. Dans les myopathies d'origine nerveuse l'atrophie des fibrilles musculaires est évidemment le phénomène dominant, mais les autres éléments constitutifs du muscle ne restent pas indemnes. Il y a une multiplication des éléments jeunes du parenchyme ou noyaux musculaires : il y a aussi une myosite interstitielle avec production plus ou moins abondante de tissu conjonctif provenant de la prolifération des cellules fixes conjonctives ou de la diapédèse des globules blancs. Il est facile de concevoir que sous l'influence de causes encore mal déterminées, la myosite interstitielle ou nucléaire peut avoir accidentellement une intensité insolite suffisante pour masquer la diminution du volume résultant de l'atrophie des éléments contractiles et même pour simuler l'hypertrophie. C'est ce qui a dû se produire chez notre malade (1).

Cette hypermégalie n'aura probablement qu'une durée transitoire ; elle a déjà diminué, ainsi que l'induration et la douleur à la pression. Aboutira-t-elle à l'atrophie des fibrilles par rétraction du tissu scléreux, ou disparaîtra-t-elle avec rétablissement de l'intégrité du muscle ? On ne peut encore le savoir, bien que l'amélioration observée actuellement soit en faveur de cette dernière hypothèse.

Il est intéressant de noter à quel point l'influence de la grippe a été néfaste, et combien est grande la prédilection de cette affection pour les organes déjà malades. Dès son apparition les phénomènes de névrite ont brusquement repris leur acuité primitive, avec complication de symptômes médullaires fort inquiétants. Les conséquences de cet incident ont été heureusement moins graves que nous ne l'avions craint. Peu à peu la parésie du membre inférieur droit a disparu ; la rachialgie, qui occupait primitivement toute la région dorso-lombaire, est aujourd'hui limitée aux deux dernières dorsales et à la première lombaire ; les trépidations épileptoïdes ont beaucoup diminué d'intensité ; les muscles du domaine du sciatique gauche sont moins indurés, moins douloureux à la pression et un peu moins hypertrophiés ; la réaction de dégénérescence paraît moins marquée ; les douleurs névralgiques ne sont presque pas appréciables pendant le repos horizontal.

(1) Peut-être pourrait-on rapprocher notre cas des faits d'hypertrophie cardiaque avec asystolie relevés dans nombre de maladies infectieuses, en particulier dans la fièvre typhoïde (Observations de Marie et Guinon, de Landouzy et Siredey), ainsi que des différentes cirrhoses hypertrophiques du foie, etc., d'origine toxique. En 1881, à Tiaret (province d'Oran), pendant une épidémie grave de fièvre typhoïde (450 cas en cinq mois avec nombre de complications) nous avons observé une myosite des muscles des deux jambes avec parésie et induration très prononcée des mollets et surtout du gauche. Le malade ne put partir en convalescence qu'au bout de six mois. Nous n'avons pas conservé les mensurations faites à cette époque ; mais nous nous souvenons fort bien que le mollet gauche parut augmenté de volume pendant les deux premiers mois. Ultérieurement il survint une atrophie très marquée qui fut traitée par la faradisation. Le malade n'avait pas eu de thrombose.

En somme la plupart des symptômes de névrite et de myélite sont en voie d'amélioration. Le pronostic ne paraît donc pas trop sombre. Il serait imprudent toutefois de ne pas faire des réserves. Les trépidations épileptoïdes se produisent encore chaque fois que l'on fléchit l'avant-pied, ce qui indique la persistance de l'irritation des cordons latéraux ; la rachialgie n'a pas complètement disparu ; elle reste localisée au niveau de l'émergence des branches d'origine du sciatique ; la pression sur les racines antérieures du plexus est encore fort douloureuse ; l'anesthésie et l'analgésie des téguments est encore très prononcée ; enfin il est toujours à craindre que la sclérose interstitielle ne compromette gravement la vitalité du tissu contractile, surtout s'il survient ultérieurement de la rétraction. Ces symptômes indiquent évidemment la persistance d'un certain degré de névrite et celle d'un foyer mal éteint de myélite localisée. Notre malade est un médullaire en voie d'amélioration, mais chez qui tout peut être remis en question par une affection zymotique intercurrente, par une nouvelle atteinte de rhumatisme, par une imprudence ou par des excès.

E... vient d'être réformé et va rentrer dans ses foyers. Nous l'avons engagé à continuer l'antipyrine, l'iodure de potassium et la sudation locale, qui lui ont bien réussi ; nous lui avons fait également les recommandations les plus sérieuses au point de vue de l'hygiène. Le traitement devrait être complété par quelques applications de pointes de feu au niveau de la région dorso-lombaire et par des séances régulières d'électrisation avec les courants continus.

La conclusion de notre travail, c'est que la névrite n'est pas fatalement suivie d'atrophie musculaire, et que dans certains cas les muscles du domaine du nerf malade peuvent présenter, temporairement du moins, des symptômes de pseudo-hypertrophie, ou plutôt de myo-sclérose aiguë ou subaiguë avec hypermégalie, parésie, induration, douleur à la pression, crampes, réaction de dégénérescence.

www.ingramcontent.com/pod-product-compliance
Lightning Source LLC
Chambersburg PA
CBHW071648030726
47598CB00005B/2047